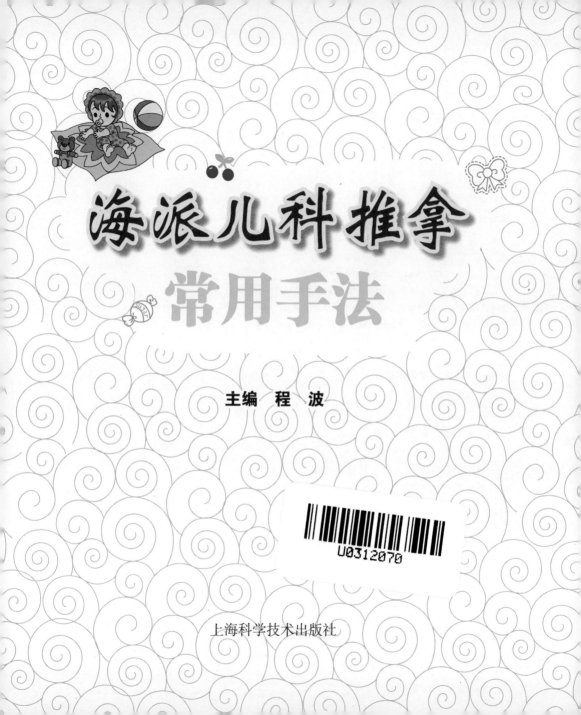

# 海派儿科推拿
## 常用手法

主编 程 波

上海科学技术出版社

图书在版编目（CIP）数据

海派儿科推拿：常用手法/程波主编.—上海：上海科学技术出版社，2019.1

ISBN 978-7-5478-3610-1

Ⅰ.①海… Ⅱ.①程… Ⅲ.①小儿疾病—按摩疗法（中医）②婴幼儿—保健操 Ⅳ.① R244.154 ② R174

中国版本图书馆 CIP 数据核字（2017）第 152418 号

本书得到上海市进一步加快中医药事业发展三年行动计划（2014 年–2016 年）"中医药文化平台建设项目——岳阳医院中医药文化宣传教育基地"项目（编码 ZY3-WHJS-1-1014）和上海市科学技术委员会"听岳阳人讲中医药文化"项目（编码 16DZ2346200）的资助。

**海派儿科推拿：常用手法**

主编 程 波

上海世纪出版（集团）有限公司

上海科学技术出版社 出版、发行

（上海钦州南路 71 号 邮政编码 200235 www.sstp.cn）

浙江新华印刷技术有限公司印刷

开本 787×1092 1/24 印张 4

字数 80 千字

2019 年 1 月第 1 版 2019 年 1 月第 1 次印刷

ISBN 978-7-5478-3610-1/R·1388

定价：25.00 元

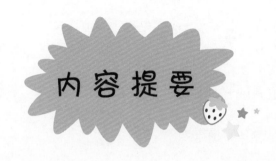

内容提要

　　推拿手法是指用于推拿治疗的特定手部动作。如按、摩、推、揉等，来源于人们日常生活中的一些动作，如揉面、抚摸、甩手等。如果在恰当的穴部应用合适的手法，就能够使小儿经络通畅、气血调和、阴阳平衡、正气充足，从而不得病或少得病。

　　本书主要介绍了海派儿科推拿手法的基本要求、常用推拿介质、11 种常用手法及常用补泻方法，可供广大海派儿科推拿爱好者和家长朋友们阅读参考。

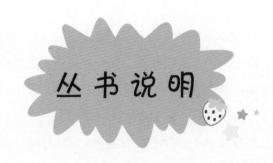

# 丛书说明

　　2015年，诺贝尔生理学或医学奖授予中国科学家屠呦呦研究员，以表彰她对青蒿素的发现所做出的贡献。屠研究员在瑞典领奖时演讲的主题是"青蒿素：中医药给世界的一份礼物"，这份演讲报告便是一种"文化自信"的表现，是我们向世界传递声音、输出中国上下五千年的知识与文化的标志，是中国的骄傲。通过许多研究团队的努力，我们相信传统中医药能够献给世界的礼物绝不仅中药这一种，还有许多中医疗法都值得深入研究和挖掘，这其中就包括中医儿科推拿。

　　儿科推拿是在中医推拿学和儿科学的基础上发展和形成的，而海派儿科推拿则是发生、发展在上海这一特定地域的中医儿科推拿流派。海派儿科推拿以小儿推拿和一指禅推拿为实质内涵，因具有海派文化和海派中医的特色而冠以"海派"之名；而上海地域具有海纳百川、融汇百家、兼收并蓄、扬长补短的人文精神和学术风格，广泛吸取全国各学术流派的临床经验和学术思想，不计较门户之见，使得"海派"有了更多外延与内涵。

海派儿科推拿具有易学、易掌握的特点，只要用心学习、勤加练习，就可以熟练掌握。此外，还有方便易行的特点，不受场地、时间的严格限制，是一种可操作性很强的绿色疗法。编写这套丛书，正是想将"海派儿科推拿"这个十分有特色又十分实用的保健防病技能及其所蕴含的丰厚文化底蕴传播给大众。爸爸妈妈甚至爷爷奶奶、外公外婆，能够在生活中随时为家中小宝贝保健护理，为宝贝的健康保驾护航，是一件多么让人振奋的事情！

希望各位读者能够通过本套丛书，对"海派儿科推拿"有一个相对全面的认识，能够爱上海派儿科推拿并成为海派儿科推拿的学习者和宣传者，让更多人从中获益。也希望能吸引更多有识之士，尤其是年轻人加入到海派儿科推拿这支队伍中来，为儿童卫生保健和医疗事业做出贡献。

金义成　孙武权

# 编者寄语

　　本书的读者对象主要是家有可爱宝宝的家长以及儿科推拿爱好者们，而不是专业临床医学生或医生，所以在阐述疾病和手法上以言简意赅、通俗易懂的语言，并结合图片及二维码视频短片，让家长们较快地了解小儿推拿的关键所在。

　　小儿推拿是用推拿手法治疗疾病，因此手法操作是基础。"万丈高楼平地起"，学习小儿推拿，一定要夯实基础，掌握正确的手法技巧。有了轻快、深透、柔和的手法，才有良好的疗效。

　　小儿推拿的手法看似简单、一学就会，但其实不然。很多深入接触过小儿推拿的家长们会发现，课堂上或视频里简简单单的一个动作，真到了自己来做时，就感觉很别扭，而且没做一会儿就感觉很累，最后发现不仅自己累得够呛，还没达到预期的效果。这的确很打击家长的积极性。但医生每天为那么多宝宝诊治，花的时间也不长，效果却很不错。这究竟是为什么呢？

诚然，这其中存在中医辨证和确定疾病的病因病机等复杂的问题，即便医生把处方用穴告诉你，刚开始你可能也很难达到医生的治疗效果。这里面最关键的，其实就是医生和家长手法"功力"的差距。同样的穴位，医生做的时候，力量非常轻透柔和，宝宝非常享受，而自己做的时候，宝宝各种扭捏不配合。宝宝的身体是最诚实的，他不舒服时当然不配合啦！

医生手法上的"功力"虽然不是一两天就练成的，但确实有很多技巧可供学习。本书通过图片及二维码视频，分步介绍其中的关键所在，将手法细节呈现出来。通过这些细节的学习，使家长能够更快地掌握手法的技巧，并及早开始累积自己的"功力"，让宝宝开心地"享受"推拿治疗。

最后，感谢本书编写中给予笔者帮助的各位专家前辈，感谢海派儿科推拿团队给予笔者的大力支持！限于初版及时间仓促，难免有不足，敬希读者指正！

程　波

（声明：本书儿童模特的肖像已获其监护人授权同意使用）

# 目 录

# 壹

## 基本要求

传统小儿推拿主要适用于6岁以下的小儿，尤以2岁以内的患儿更为适宜。一指禅推拿对年龄则无限制，其手法要求持久、均匀、柔和、有力、深透。小儿具有脏腑娇嫩、腠理疏松、神气怯弱的生理特点，因此在施行推拿手法的过程中，讲究轻快柔和、蓄力于指，发力不可生硬，视患儿的病情、体质决定用力的大小。

具体要求有如下几点。

（1）轻而不浮：指施术者虽施力于皮肤表面，但作用力要通过皮肤透达体内。

（2）重而不滞：指施术者加大作用力时，仍需保持手法的柔性与灵活性。

（3）快而不乱：指操作时动作的频率虽快，但要求每一次用力的部位需准确，使力达病所。

（4）慢而不断：指某些手法操作频率虽慢，但前后能相互呼应。

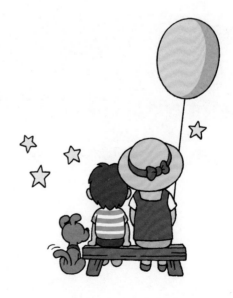

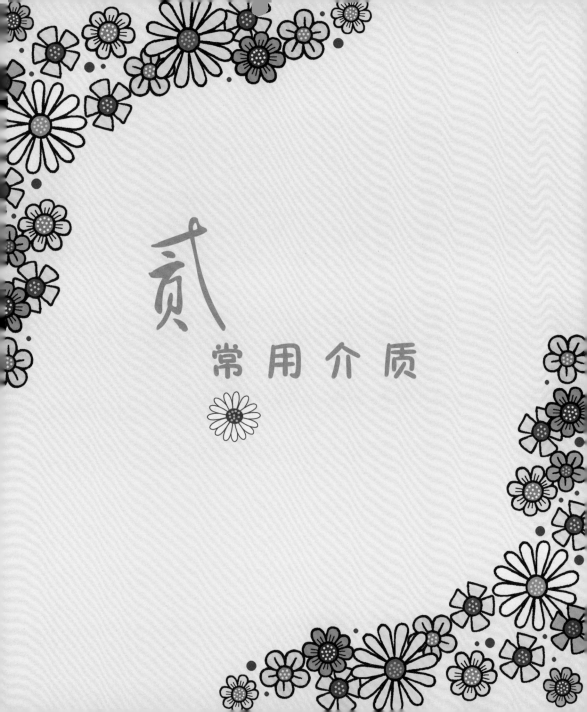

# 贰

## 常用介质

推拿时，为了减少对皮肤的摩擦损伤，或者为了借助某些药物的辅助作用，可在推拿部位的皮肤上涂些液体、膏剂或撒些粉末，这些液体、膏剂或粉末统称为推拿介质，也称推拿递质。推拿时应用介质，在我国有悠久的历史。如《圣济总录》记载："若疗伤寒以白膏摩体，手当千遍，药力乃行，则摩之用药，又不可不知也。"《景岳全书》记载："治发热便见腰痛者，以热麻油按痛处揉之可止。"目前，推拿治疗中运用的介质种类颇多，如冬青膏、葱姜汁、薄荷水等。

# 介质的种类与作用

（1）滑石粉：即医用滑石粉。有润滑皮肤的作用，一般在夏季常用，适用于各种病症，是小儿推拿中最常用的一种介质。

（2）爽身粉：即市售爽身粉。有润滑皮肤、吸水的作用，质量较好的爽身粉可代替滑石粉使用。

（3）葱姜汁：由葱白和生姜捣碎取汁使用，亦可将葱白和生姜切片，浸泡于75%酒精（乙醇）中使用，能加强温热散寒作用。常用于冬春季及小儿虚寒证。

（4）白酒：即食用白酒。有活血祛风、散寒除湿、通经活络的作用，对发热病人尚有降温作用，一般用于急性扭挫伤。

（5）冬青膏：由冬青油、薄荷脑、凡士林和少许麝香配制而成，具有温经散寒和润滑作用。常用于软组织损伤及小儿虚寒性腹泻（症见形寒肢冷、面色㿠白、精神不振、大便清稀、脱肛等）。

（6）薄荷水：用5%的薄荷脑5克，浸入100毫升75%酒精内配制而成。具有温经散寒、清凉解表、清利头目和润滑作用。常用于小儿虚寒性腹泻以及软组织损伤，用于擦法、按揉法，可加强透热效果。

（7）木香水：取少许木香，用开水浸泡，放凉去渣后使用。有行气活血、止痛的作用。常用于急性扭挫伤及肝气郁结所致的两胁疼痛等。

（8）凉水：即洁净凉水，有清凉肌肤和退热作用，一般用于外感热证（症见高热、口渴、咽干、面红、小便黄等）。

（9）红花油：由冬青油、红花、薄荷脑配制而成，有消肿止痛等作用。常用于急性或慢性软组织损伤。

（10）麻油：即食用麻油。运用擦法时涂上少许麻油，可加强手法透热的效果，提高疗效。常用于刮痧疗法中。

（11）蛋清：将鸡蛋穿一小孔，取蛋清使用，有清凉去热、除积消食作用。适用于小儿外感发热、消化不良等。

# 介质的选择

（1）辨证选择：根据中医理论进行辨证，根据证型的不同选择不同的介质。但一般来说可分为两大类，即辨寒热和辨虚实。寒证，用有温热散寒作用的介质，如葱姜汁、冬青膏等；热证，用具有清凉退热作用的介质，如凉水、酒精等；虚证，用具有滋补作用的介质，如药酒、冬青膏等；实证，用具有清、泻作用的介质，如蛋清、红花油等。其他证型可用一些中性介质，如滑石粉、爽身粉等，取其润滑皮肤的作用。

（2）辨病选择：根据病情的不同，选择不同的介质。软组织损伤（如关节扭伤、腱鞘炎等）选用活血化瘀、消肿止痛、透热性强的介质，如红花油、冬青膏等；小儿肌性斜颈选用润滑性能较强的滑石粉、爽身粉等；小儿发热选用清热性能较强的凉水、酒精等。

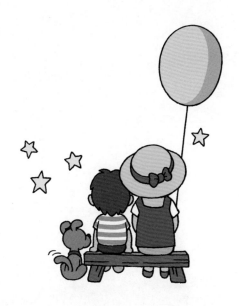

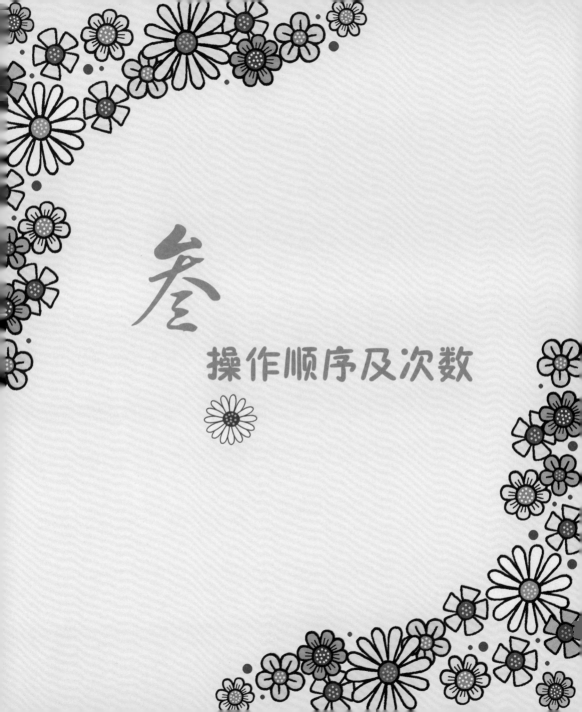

叁

操作顺序及次数

在手法操作的顺序上，
按照取穴及部位，一般是从上而
下、自前而后，先头面、次上肢、再胸
腹及下肢正面，最后腰背及下肢背面；还可根
据具体发病情况，决定是先推拿与疾病相关的重
点局部穴位（部），还是先推拿四肢远端的穴位
（部），但需避免在局部穴位（部）和远端穴位
（部）间频繁切换。对于如掐、捏等一些刺激
性较强的手法，一般应放在最后操作，以
免因刺激过强导致患儿哭闹、抵
触而影响治疗效果。

　　一般情况下，年龄与手法操作次数可参照以下建议。

　　6岁以下小儿可单用传统小儿特定穴；6岁及以上儿童多采用十四经穴及经外奇穴为主，手法上则侧重于一指禅推法以及揉法、擦法等。海派儿科推拿主张通过调整穴位（部）选择及手法力度来提高疗效，而非增加操作次数。

**推拿次数参考表**

| 年　　龄 | 0～1岁（含） | 1～3岁（含） | 3～6岁（含） |
|---|---|---|---|
| 补 | 40～80次 | 80～200次 | 200～400次 |
| 泻 | 20～40次 | 40～100次 | 100～200次 |

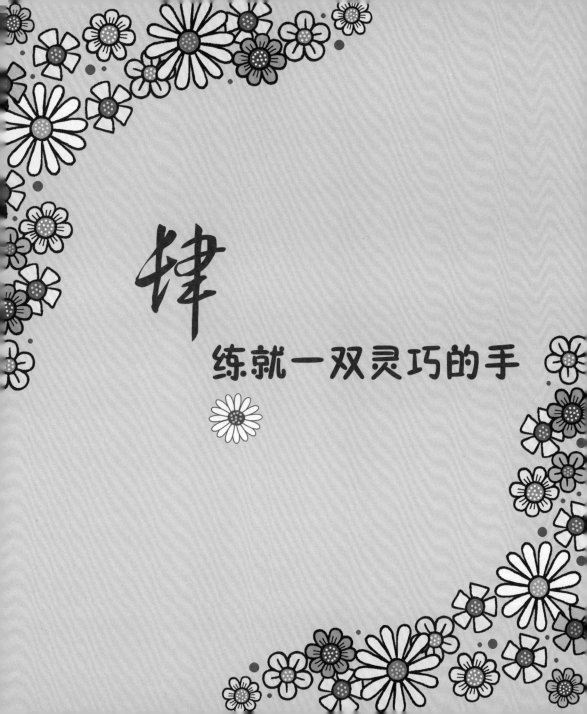

# 肆

## 练就一双灵巧的手

小儿推拿手法虽然看似简单易学，但要做到规范并且应用自如，却非一日之功，需要刻苦训练和实践。

# 米袋练习

在米袋上进行手法基本动作练习，是初学者需要首先进行的基本功训练。除关节被动运动手法外，几乎所有手法都要先在米袋上进行练习。米袋的规格与制法是：先缝制一个长 25 厘米、宽 16 厘米的布袋，内装 4/5 的优质粳米（用洗净的黄沙代替亦可），然后将袋口缝合，外面再做一耐磨的布质外套，布套的一端留有带线绳的扎口，另一端缝合封口。刚开始练习时，米袋可扎得紧些，以后逐渐放松些。

练习时，先将米袋端放在桌上，练习一指禅推法、揉法等手法时，取坐位；练习按法时，取站位。操作时，必须按照每种手法的动作要领，包括着力点的位置、各运动关节的角度、摆动幅度与频率，以及姿势、呼吸、意念等各个环节的配合，在正确的指导下进行规范训练。

首先，在开始练习时，主要的精力应放在"动作是否正确"这一环节上，不要急于加力。因为在动作不正确的情况下，一味地加大手法的力度，会引起手部肌肉僵硬而有碍于正确操作姿势的获得，而且有发生关节、韧带损伤的可能。经过一段时间的认真训练，手法熟练并动作正确、规范后，一旦启动手法动作，就会"自动地"达到"最佳力学状态"，力量也就会自然地产生。

其次，要注意左、右手交替练习，使双手都能熟练掌握各种手法的操作。一指禅推法在单手练习后，还要进行双手同时操作的训练。

在后阶段的练习中，也要注意对手法持久操作能力与指力的培养，故后期的米袋练习主要是进行强度训练，要逐渐加长每次手法练习的操作时间并增加操作的力度。

另外，在米袋练习的初始阶段，一般先练各种手法的定点操作能力，即所谓手法的"定力"与"吸定"功夫。因为手法的"定力"是手法质量的主要标准之一，是取得好的治疗效果的重要因素，所以在此阶段练习时要予以重视。当定点操作练熟后再练习走线操作的技能。练习时，应沿米袋的纵轴线，由上而下，再由下而上，边操作边缓慢地做直线往返移动。这两种技能的训练，可为以后在人体上进行"推穴道、走经络"的操作技术打好基础。

# 人体练习

通过第一阶段的米袋练习，在重点掌握主要手法的规范动作、习得娴熟的操作技巧后，即可进入第二阶段——人体练习。人体训练的目的有 3 点：一是掌握各种单一手法在人体不同部位的操作特点；二是练习双手动作的协同操作，以及多种手法的配合应用；三是根据人体的形态使手法能在实际应用中更为灵活。

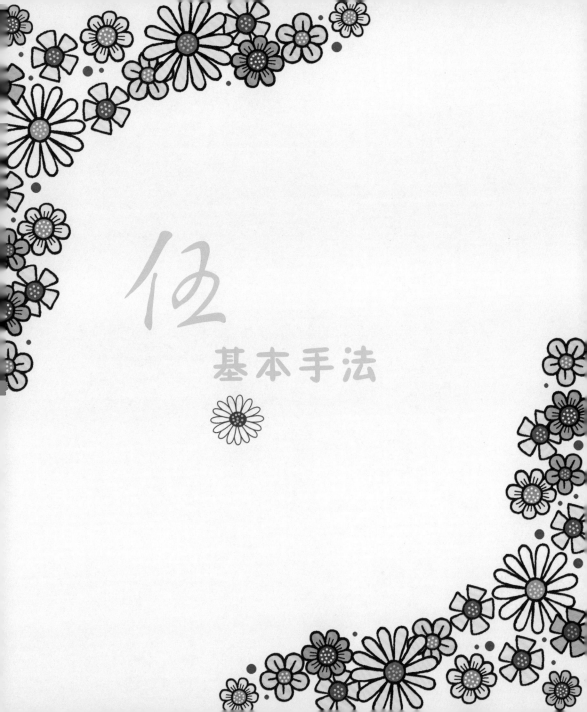

伍

基本手法

小儿推拿基本手法包括按法、摩法、推法、拿法、揉法、捏法、搓法、捣法、擦法、掐法、运法。

# ✽✽✽ 按　　法

是指用手指或掌按压一定部位或穴位，逐渐用力深压，按而留之，称为按法。常与揉法结合运用，组成"按揉"复合手法。

**动作要领**

（1）拇指按法：以拇指螺纹面或拇指端置于施术部位或穴位上，余四指握拳，并伸直拇指，做与施术部位相垂直的按压（图5-1）。

（2）中指按法：以中指指端置于施术部位或穴位上，余四指微屈或放松，并伸直中指，做与施术部位相垂直的按压（图5-2）。

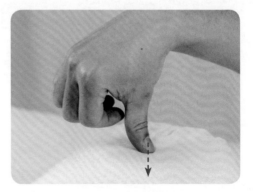

图 5-1　拇指按法

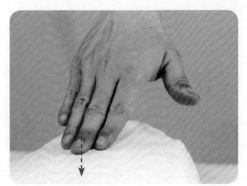

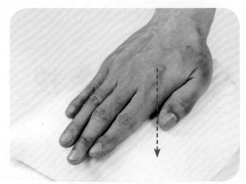

图 5-2　中指按法 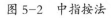　　　　图 5-3　掌按法

（3）掌按法：用掌心着力，按压时腕关节向上弯曲，垂直用力，忌用双掌重叠下按（图5-3）。

操作时用力宜由轻到重、稳而持续，使刺激充分达到机体组织的深部，不可突施暴力。按压的用力方向多为垂直向下或与受力面相垂直。

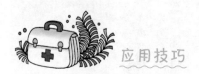

应用技巧

部位选择：指按法接触面积小，为"以指代针"（用手指按压代替针刺治疗）之法，适合全身点状的穴位（部），如足三里、天突、劳宫、一窝风等；掌按法面积较大，多用于背部脊柱两侧腧穴。

典型穴部练习

### 中指按天突

穴位：天突。

位置：胸骨切迹上缘、凹窝正中。

操作：用中指端按或揉，称按天突或揉天突。按时中指端微屈，向下、向里按，要随小儿呼吸起落（图5-4）。

次数：按10次，揉100次。

主治：咳嗽、咯痰不爽、恶心呕吐等。

 扫我看视频

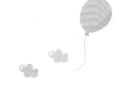

## 中指按天突分步练习

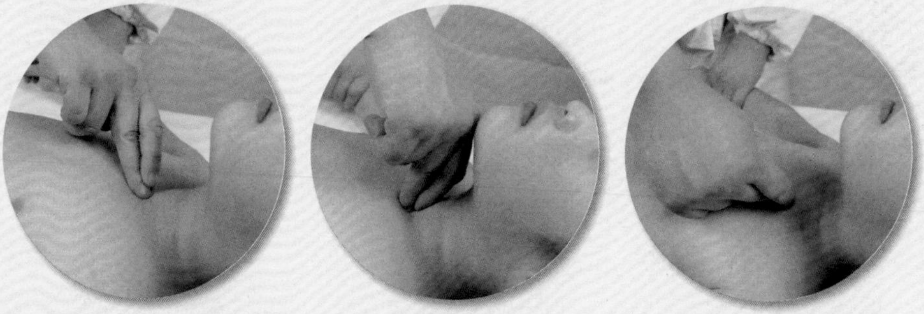

（a）　　　　　　　　　（b）　　　　　　　　　（c）

图 5-4　中指按天突

（1）将搓热的手弯曲，如图所示，轻轻置于宝宝颈部，其中中指指腹正对天突穴。

（2）中指端微屈，随着宝宝呼吸起落，沿着胸骨柄向下、向里轻轻用力，到深部后可停留数秒钟，然后轻轻提起，再重复进行上述点按动作。

（3）按压天突穴力度较重时，可能会导致宝宝呕吐，如果出现呕吐，应立即将宝宝头部偏向一侧，并及时清除呕吐物，防止造成窒息。

# 摩 法

用食（示）、中、无名（环）指指面或手掌掌面附着于一定部位上，以腕关节连同前臂做环形的、有节律的抚摩，称为摩法（图5-5、图5-6）。

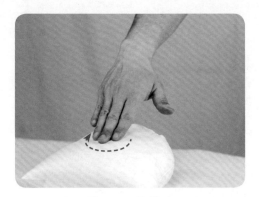

图 5-5 指摩法

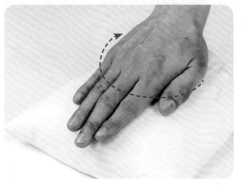

图 5-6 掌摩法

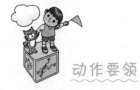

**动作要领**

（1）肘关节微屈，腕部放松，指、掌自然伸直。

（2）指、掌着力部分要随着腕关节连同前臂做盘旋动作，用力要自然。

（3）摩法在摩动时速度、压力宜均匀。摩动的速度不宜过快或过慢，压力不宜过轻或过重。摩法频率每分钟 120 次左右。指摩稍轻快，掌摩稍重缓。如《圣济总录》所说："摩法不宜急，不宜缓，不宜轻，不宜重，以中和之意施之。"

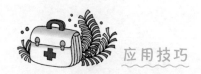

**应用技巧**

　　摩法刺激轻柔缓和，是胸腹、胁肋部常用手法。用以治疗脘腹疼痛、食积胀满、气滞及胸胁进伤等。具有和中理气、消积导滞、调节肠胃蠕动的功能。应用时可配合药物进行药摩。此外，还可用于腰背及肌肉酸胀处。

典型穴部练习

## 掌摩腹

穴部：腹。

位置：腹部。

操作：用掌或四指摩，称摩腹（图5-7）。（沿肋弓角边缘或自中脘至脐向两旁分推，称分推腹阴阳）

次数：摩5分钟（配合分推200次）。

主治：腹痛、消化不良等。

 扫我看视频

## 指摩印堂

穴位：印堂。

位置：在面额部，两眉头连线的中点。

操作：用拇指或中指指腹摩、揉或按（图5-8）。

次数：20 ～ 50次。

功效：明目通鼻，疏风清热，宁心安神。

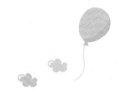

## 掌摩腹分步练习

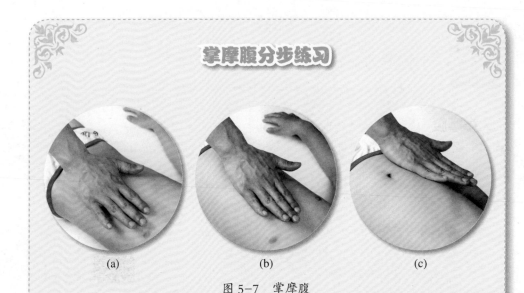

(a)　　　　　　(b)　　　　　　(c)

图 5-7　掌摩腹

（1）腹部面积较大，可选择掌面进行操作。

（2）将搓热的手掌置于宝宝腹部，轻轻地接触皮肤即可，因为摩法不带动皮下组织，主要在皮部进行操作，是推拿手法中最轻柔的一种方法，有点类似轻轻抚摸的动作。

（3）肩关节放松，利用前臂带动腕关节做盘旋运动，就像推磨的感觉一样。

（4）摩腹的方向，可根据病情的需要，选择顺时针或逆时针。例如：腹泻可以逆时针摩腹，减缓肠道蠕动；便秘、积食则可以选择顺时针摩腹，促进肠道蠕动。

## 指摩印堂分步练习

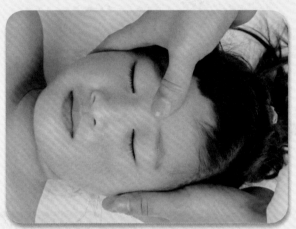

图 5-8　指摩印堂

（1）印堂为点状穴位，适宜用面积较小的指腹进行操作，我们通常选用拇指或中指指腹操作。

（2）将搓热的手指置于宝宝印堂穴，轻轻地接触皮肤。

（3）肩关节放松，腕部轻度上抬，肘部自然下垂，前臂发力带动腕关节进行盘旋运动，指尖在印堂进行小范围的圆形运动。

（4）若推拿目的为宁心安神，指摩印堂的速度越慢越好、力度越轻越好，有辅助催眠的效果。

# 推　　法

推法包括直推、旋推、分推、合推四种。

## 1. 直推法

用拇指桡侧缘或螺纹面，或食（示）、中指螺纹面在穴位或穴部上做单方向直线推动，称直推法（图5-9、图5-10）。

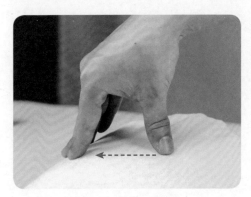

图 5-9　拇指直推法

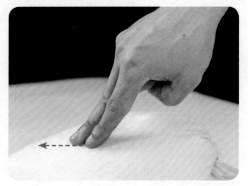

图 5-10　食（示）、中指直推法

## 动作要领

（1）直推时，手握拳，伸直拇指或食（示）、中二指。

（2）肩、肘、腕关节放松，用拇指做直推法时主要靠拇指的内收和外展活动，用食（示）、中指做推法时主要靠肘关节的屈伸活动。

（3）推时可根据需要用双手或单手，可向上、向下推动，宜作直线推动，不宜歪斜。

（4）推法用力较揉法轻，是在皮肤表面进行操作，不要推挤皮下组织。

（5）直推的频率较快，每分钟 250～300 次。

（6）直推法与其他几种推法在施术时均应用手指蘸取介质，蘸取介质时要干湿得宜。

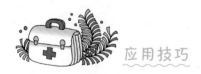

## 应用技巧

　　直推法是小儿推拿的常用手法，常用于"线状"穴位（部）的操作，如开天门、推三关、推大肠、推脊等。直推法有"向上（向心）为补、向下（离心）为清"之说，应用时应根据不同部位和穴位而定。

典型穴部练习

## 清肺经

穴部：肺经（肺金、肺）。

位置：无名（环）指末节螺纹面。

操作：旋推或直推，称推肺经。通常以旋推为补，直推为清（图5-11）。

次数：300 ～ 500 次。

主治：感冒、咳嗽、胸闷等。

 扫我看视频

## 清肺经分步练习

（1）宝宝容易乱动，因此我们在清肺经时需要用另外一只手来固定宝宝无名（环）指末节的指间关节。

（2）用拇指螺纹面蘸点介质，手腕部轻轻内收，将自己的拇指指腹轻轻置于宝宝无名（环）指指腹上面。

（3）手腕部由内收慢慢变为轻度背伸，带动自己的拇指从宝宝无名（环）指指腹推向指根部。

（4）到达指根后，轻轻抬起拇指，手腕由背伸慢慢变为内收状态，拇指也随之回到宝宝无名（环）指指腹。

（5）待熟练腕部动作后，可加

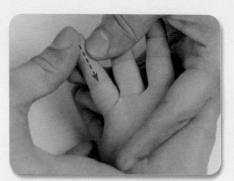

图 5-11　清肺经

快速度进行操作。

（6）部分拇指指间关节韧带较松者，可用拇指指腹后部接近指间关节的部位进行操作，以减少因指间关节活动增加导致的不适。

## 2. 旋推法

以右手拇指螺纹面在穴位（部）上做顺时针方向旋转推摩，称旋推法（图5-12）。

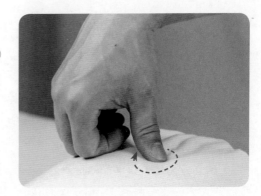

图 5-12 旋推法

 **动作要领**

（1）旋推法如单指摩法，不得带动皮下组织。

（2）其操作频率较直推法低，约每分钟200次。

（3）推时仅靠拇指做小幅度运动。

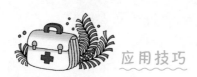 **应用技巧**

主要用于手部的"面状"穴部，如旋推脾经、旋推肾经等。旋推一般作为补法。

典型穴部练习

## 补脾经

穴部：脾经（脾土、脾）。

位置：拇指末节螺纹面。

操作：旋推或将患儿拇指屈曲，循拇指桡侧边缘向掌根方向直推为补，称补脾经（图5-13）。（由指根向指端方向直推为清，称清脾经，与补脾经统称推脾经）

次数：300 ～ 500次。

主治：消化不良、泄泻、呕吐、疳积等。

 扫我看视频

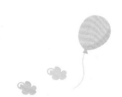

# 补脾经分步练习

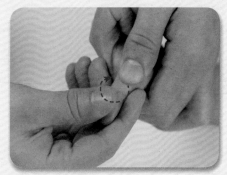

图 5-13　补脾经

从宝宝拇指指腹根部由一侧推向另一侧。

（4）到达指腹根部另一侧后，腕部轻轻向下倒，带动拇指向上运动。

（5）到最高点后，前臂部向后用力，带动拇指从宝宝拇指指尖部由一侧推向另一侧。

（6）手腕关节轻轻背伸，拇指顺势而下，回到宝宝指腹起点处。

（7）待熟练腕部动作后，可加快速度进行操作。

（8）部分拇指指间关节韧带较松者，可用拇指指腹后部接近指间关节的部位进行操作，以减少因指间关节活动增加导致的不适。

（1）宝宝容易乱动，因此我们在补脾经时需要用非操作手固定宝宝拇指根部，用操作手的食（示）指和中指来固定宝宝拇指指间关节。

（2）用拇指螺纹面蘸点介质，手腕部轻轻内收，将拇指指腹轻轻置于宝宝拇指指腹下端。

（3）前臂向前用力，带动拇指

### 3. 分推法

用两手拇指桡侧缘、螺纹面或食
（示）、中指螺纹面，自穴位（部）中间
向两边做分向推动或做"八"字形推
动，称分推法，又称分法（图5-14）。

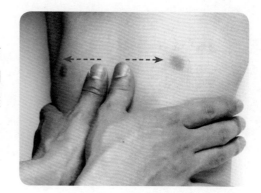

图 5-14　分推法

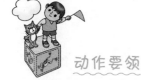

动作要领

（1）该法多用于面状穴部、线状穴部及平面部位穴部的操作。

（2）向两旁分推时，动作应轻快，不要重推或重按。

（3）分推时可做直线推动，也可顺体表做弧形推动。

（4）向两旁分推做直线推动时，应频率较高、幅度较小，每分钟250～300
次；做弧线推动时，应频率稍低、幅度较大，约每分钟200次。

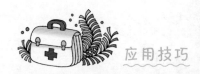

**应用技巧**

　　本法轻快柔和，能分利气血，适用于坎宫、大横纹、璇玑、腹、肺俞等穴位（部）。因向左右分向推动，故又称分阴阳，如分额阴阳、分胸阴阳、分腹阴阳、分腕阴阳、分背阴阳等。

**典型穴部练习**

### 分推腹阴阳

穴部：腹。

位置：腹部。

操作：沿肋弓角边缘或自中脘至脐向两旁分推，称分推腹阴阳（图 5-15）。（用掌或四指摩，称摩腹）

次数：分推 200 次（配合摩腹 5 分钟）。

主治：腹痛、消化不良等。

*扫我看视频*

## 分推腹阴阳分步练习

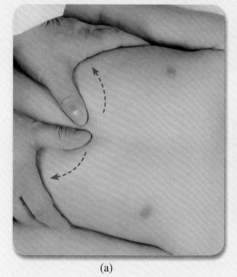

(a)

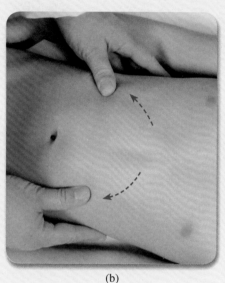

(b)

图 5-15 分推腹阴阳

（1）让宝宝仰面平躺，用双手拇指置于宝宝腹部顶点（剑突下），手腕微微外展，将手掌轻轻地置于宝宝肋骨旁。

（2）手腕部内收，带动双手拇指沿着宝宝肋骨下缘，从上往下、往两侧做分推，如同在宝宝腹部写了一个大大的"八"字。

## 4. 合推法

以两手拇指螺纹面自穴部两旁向穴部中间推动合拢，称合推法，又称为合法、和法。

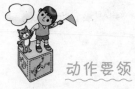

### 动作要领

（1）与分推法相似，但操作方向与分推法相反，且只有直线推动，无弧形推动。每分钟 250 ~ 300 次。

（2）合推法动作幅度小，推时不要向中间挤拢皮肤。

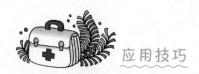

### 应用技巧

该法临床应用较少，仅用于合推大横纹，有和理气血等作用。

# 拿 法

用大拇指和食（示）、中两指，或用大拇指与其余四指相对用力，提拿一定穴部、穴位和经筋，进行一紧一松的拿捏，称为拿法。另外，用双手拇指指端对称用力按压某穴位（部），或用一手拇指与食（示）指指端对称用力按压某穴位（部），或用中指指端扣拨某穴位（部）的方法，都称为拿法（图5-16）。

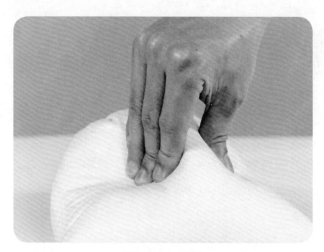

图 5-16 拿法

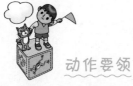

动作要领

（1）拿法动作要缓和而有连贯性，不要断断续续。

（2）操作时用力要由轻到重，不可突然用力。

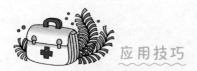

应用技巧

　　拿法刺激较强，常配合其他手法用于颈项、肩部、四肢和肌肉较丰满的穴位、穴部或经筋处。多用于发汗解表、止惊定搐，如治疗风寒感冒（症见恶寒、发热、头身痛、鼻塞流涕等）、惊风（症见抽搐、高热、昏迷等）等。常用的有拿肩井、拿风池、拿委中、拿承山等。

典型穴部练习

## 拿肩井

穴位：肩井。

位置：正坐位，在肩上，当大椎穴（督脉）与肩峰连线的中点处。

操作：用拿法拿该处肌筋，称拿肩井（图5-17）。

次数：拿20次。

主治：风寒感冒、惊风等。

 扫我看视频

## 拿肩井分步练习

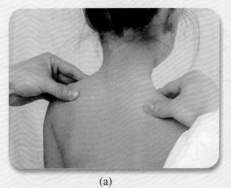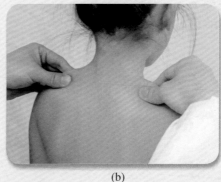

(a)　　　　　　　　　　　　(b)

图 5-17　拿肩井

（1）将双手轻轻搭于宝宝肩部，大拇指置于肩井穴处。

（2）以大拇指和食（示）指、中指相对用力，捏住肩井穴处的肌腱。

（3）手腕微屈，前臂用力，慢慢向上提起，停顿 1～2 秒后慢慢放下。

（4）拿肩井时轻手法可宣通气血，重手法可发汗解表。

# 揉　　法

用手掌大鱼际、掌根或手指螺纹面等部位，安放于一定部位或穴位上，做轻柔缓和的回旋揉动，称揉法。

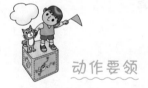

## 动作要领

手腕放松，以腕关节带动前臂一起做回旋活动。腕部活动幅度可逐步扩大，动作要轻柔。操作时所施压力要适中，以受术者感到舒适为度。揉动时要带动皮下组织一起运动，动作要灵活而有节律性。频率一般为每分钟 120 ~ 160 次。

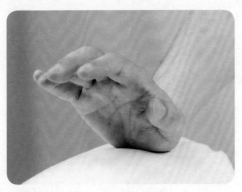

图 5-18　鱼际揉法

图 5-19　掌根揉法

### 1. 鱼际揉法

以手掌大鱼际部着力于施术部位上做揉法，称鱼际揉法（图 5-18）。

### 2. 掌根揉法

以掌根置于施术部位上做揉法，称掌根揉法（图 5-19）。

### 3. 指揉法

以手指螺纹面着力于施术部位或穴位上做揉法，称指揉法。指揉中仅用拇指或中指螺纹面做揉法者，称单指揉；用食（示）、中两指同时揉一处或分揉两穴者，称双指揉；用食（示）、中、无名（环）指三指同时揉一处或分揉三穴者，称三指揉（图 5-20）。

双指揉和三指揉法是在指揉法的基础上变化的方法，既能缩短治疗时间，又能取得预期效果。

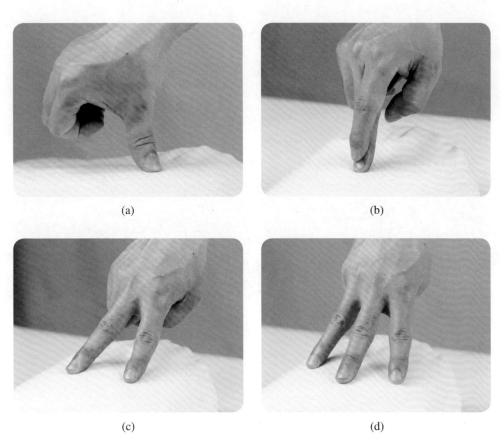

(a)

(b)

(c)

(d)

图 5-20 指揉法

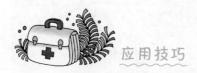

**应用技巧**

揉法轻柔缓和，刺激量小，适于全身各部，常用于脘腹胀痛、胸闷胁痛、便秘及泄泻等胃肠道疾患，以及因外伤引起的瘀肿疼痛等证。具有宽胸理气、消积导滞、活血祛瘀、消肿止痛的作用。

鱼际揉常用于面部；单指揉可用于全身各部位和穴位；双指揉和三指揉常用于胸腹腰背部，如揉乳根、揉乳旁、揉双侧背俞穴、揉脐、揉天枢等；掌揉常用于脘腹，如揉中脘、揉脐等。

典型穴部练习

### 指揉脐部

穴部：脐。

位置：肚脐。

操作：用中指端或掌根揉，称揉脐（图 5-21）。〔用指摩或掌摩，称摩脐；用拇指和食（示）、中两指抓住肚脐并抖动脐部，称抖脐；用食（示）、中、无名（环）指搓摩脐部，称搓脐；自脐直推至耻骨联合上缘，称推脐，又称推下小腹〕

次数：每分钟 120 ~ 160 次，揉 3 ~ 5 分钟。

主治：腹胀、腹痛、食积、吐泻、便秘等。

 扫我看视频

### 指揉乳根

穴部：乳根。

位置：乳下二分。

操作：用中指端揉，称揉乳根（图 5-22）。

次数：20 ~ 50 次。

主治：喘咳、胸闷等。

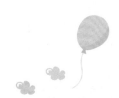

## 指揉脐部分步练习

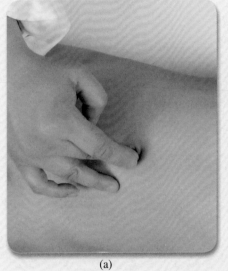

(a)

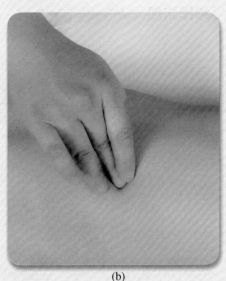

(b)

图 5-21 指揉脐部

（1）将中指置于宝宝脐部，食（示）指轻轻叠放于中指指间关节处。

（2）手腕放松，以中指指尖为支点，前臂用力，带动手腕进行环绕运动。

（3）因为揉脐的目的是为了刺激肠道的运动，因此我们需要按下去一定的深度，把力深透到肠壁。

## 指揉乳根分步练习

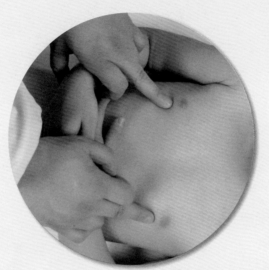

图 5-22 指揉乳根

（1）将搓热的中指置于宝宝双侧乳根穴，手腕轻微内收下垂，肘部下垂，肩部放松。

（2）中指固定，利用前臂的摆动，带动腕部自然晃动起来。

# 捏　　法

用拇指和其他手指捏拿施术部位的肌肤，称为捏法。

捏法常用于脊柱，称捏脊，有两种方法：一种是三指捏法，是用拇指桡侧缘顶住皮肤，食（示）、中两指前按，三指同时用力提拿肌肤，双手交替捻动向前推进，并用力提拿（图5-23）。这种方法古称"拈法"，早在晋代葛洪的《肘后备急方》中就有"拈取其脊骨皮"的说法，在民间该法又称翻皮肤；另一种是二指捏法，是将食（示）指屈曲，用食（示）指中节桡侧顶住皮肤，拇指前按，两指同时用力提拿肌肤，双手交替捻动向前推行（图5-24）。

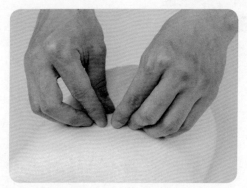

图 5-23　三指捏法

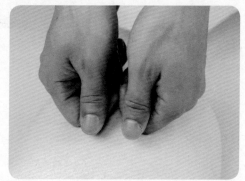

图 5-24　二指捏法

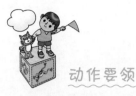

动作要领

（1）提拿肌肤不宜过多，也不宜过少；过多则不宜向前推动，过少则皮肤较痛且容易滑脱。

（2）提拿时手法不宜过重，也不宜过轻，过重则手法欠灵活，过轻则不易"得气"。

（3）捏拿时不要拧转皮肤。

（4）操作时，当先捏肌肤、次提拿、次捻动、次推动。

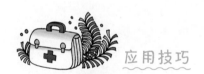

应用技巧

捏法主要用于背脊部，故称为捏脊；又因主治疳积，所以又称为捏积。

该法能够通调脏腑、强健身体和防治多种病症，作为一种疗法已经被广泛应用。在应用时通常是由下向上而行，先捏脊3遍，第4遍时要行"捏三提一法"，即每捏3次，向上提拿1次，最后按捏相应背部腧穴。

典型穴部练习

### 三指捏脊

穴部：脊柱（又称脊）

位置：自大椎至长强成一直线。

操作：用捏法自下而上，称捏脊（图5-25）。（用指面自上而下做直推，称推脊；用拇指自上而下按揉脊柱骨，称按脊）

次数：捏3~5次（配合推100次，按3~5次）。

主治：发热、惊风、疳积、泄泻、瘫痪等。

 扫我看视频

## 三指捏脊分步练习

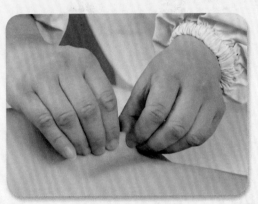

图 5-25 三指捏脊

（1）让宝宝俯卧于床上，背部保持平直、放松。

（2）捏脊的人站在宝宝后方，将搓热的双手中指、无名（环）指和小指握成半拳状，置于宝宝尾骨处。

（3）食（示）指半屈，大拇指与食（示）指相对，向上捏起皮肤，同时向上捻动。两手交替，沿脊柱两侧自长强穴向上，边推边捏边放，一直推到大椎穴，算做捏脊1遍。

（4）若要增强刺激量，可以每捏3下将背部皮肤向上提1次。

#  搓　　法

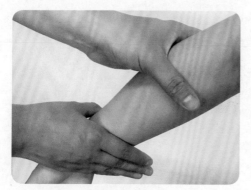

图 5-26　搓法

用双手掌面夹住一定部位，相对用力做快速地搓转或搓摩，并同时做上下往返移动，称为搓法（图 5-26）。可用双掌面小鱼际夹住某部位做搓揉，也可用单掌贴于某部位做单向摩挲，还可以手指指面在小儿经穴上往来摩挲。

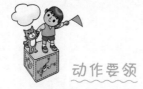

动作要领

（1）双手用力要对称，搓动要快，移动要慢。

（2）搓法用于上肢时，要使小儿上肢随手法略微转动；搓法用于腰背、胁肋时，主要是搓摩动作；用于肩关节时，则用双手掌根、小鱼际相对用力搓揉。

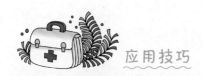

## 应用技巧

腰背、胁肋常用搓摩法，肩周常用搓揉法，四肢部常用搓转法，具有调和气血、舒筋通脉、放松肌肉的作用。

## 典型穴部练习

### 搓胁肋

穴部：胁肋。

位置：躯体两侧，从腋下至肋缘的区域。

操作：沿两肋腋下来回搓摩（图5-27）。

次数：10～20次。

主治：胸胁胀满、咳嗽哮喘等。

扫我看视频

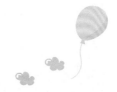

## 搓胁肋分步练习

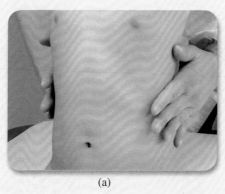 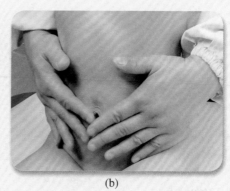

(a)          (b)

图 5-27 搓胁肋

（1）将搓热的两手掌置于宝宝两侧腋下，双手紧贴两侧胁肋。

（2）肩关节放松，一手肘关节打开，前臂向前运动，另一手肘关节回收，前臂向后运动。

（3）来回搓摩数次后，可慢慢上下移动。

# 捣　　法

　　用中指指端或食（示）指、中指屈曲的指间关节，做有节奏的叩击穴位（部）的方法，称捣法（图5-28）。

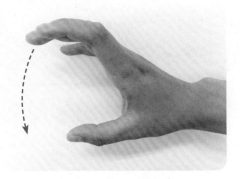

图5-28　捣法

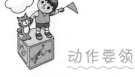

动作要领

（1）操作时肩肘关节要自然放松，以腕关节屈伸运动为主。

（2）捣击时穴位（部）要准确，用力宜稳。

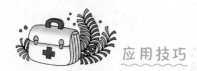

**应用技巧**

　　本法相当于"指击法"，或相当于"点法"中轻手法一类。常用于点状穴，如捣小天心等。

**典型穴部练习**

### 捣小天心

穴部：小天心。

位置：大小鱼际交接处凹陷中。

操作：以中指尖或屈曲的指间关节捣，称捣小天心（图5-29）。（用中指端揉，称揉小天心；用拇指甲掐，称掐小天心）

次数：揉100次。（配合掐5次，捣30次。）

主治：烦躁不安、夜啼、小便赤涩等。

# 捣小天心分步练习

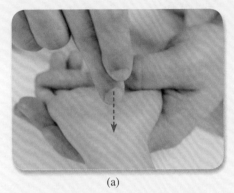 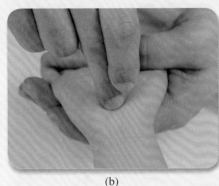

(a)          (b)

图 5-29 捣小天心

（1）腕关节放松，用中指指端置于小天心穴。

（2）前臂轻轻抬起，腕关节向上背伸，中指指端顺势抬起。

（3）前臂放下，待快接触到小天心时，腕关节放松，屈腕带动中指指端叩向小天心，有点类似甩鞭的感觉。

# 擦　　法

　　用手掌掌面、鱼际或食（示）、中、无名（环）指着力于施术部位，进行直线来回摩擦运动，称为擦法。分为指擦法、鱼际擦法和掌擦法。

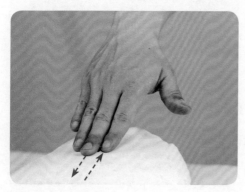

图 5-30　指擦法

　　指擦法：以食（示）指、中指、无名（环）指螺纹面进行操作，称指擦法（图 5-30）。

　　鱼际擦法：用鱼际进行操作，称鱼际擦法。

　　掌擦法：用手掌掌面进行操作，称掌擦法。

**动作要领**

　　（1）擦法操作时，不论是上下方向还是左右方向，都应直线往返，不可歪斜；

往返距离应尽力拉长。

（2）着力部位要紧贴皮肤，压力要适度，以免擦破皮肤。

（3）用力要稳，动作要均匀、连续；擦法产生的热量应以透热为度。自然呼吸，不可屏气。频率为每分钟100～120次。

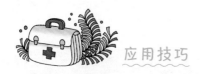

应用技巧

　　擦法是一种柔和温热的刺激，具有温经通络、行气活血、消肿止痛、健脾和胃的功效，能提高局部体温、扩张血管、加速血液和淋巴液循环等。其中掌擦法产热度较低，多用于胸胁及腹部，因脾胃虚寒引起的脘腹疼痛及消化不良等，常用本法治疗；小鱼际擦法的产热度较高，多用于肩背、腰臀及下肢部，风湿酸痛、肢体麻木、伤筋等常用本法；大鱼际擦法的产热度中等，在胸腹、腰背、四肢等均可应用，适宜治疗外伤瘀肿、疼痛剧烈者。三种方法可以互相配合变化使用，不必拘泥。

　　擦法使用时要注意：①治疗部位要暴露，并涂些润滑油，既可防止擦破皮肤，又可增高局部温度；②使用擦法后，不要在该部位再用其他手法，否则容易引起破皮，一般在治疗最后使用擦法。

典型穴部练习

### 小鱼际擦脊

穴部：脊柱（又称脊）。

位置：自大椎至长强成一直线。

操作：以小鱼际着力于脊柱两旁，进行直线来回运动，称擦脊（图5-31）。〔用食（示）、中二指指面自上而下做直推，称推脊；用捏法自下而上，称捏脊；用拇指自上而下按揉脊柱骨，称按脊〕

次数：擦100次。（配合推100次，按、捏3～5次。）

主治：发热、惊风、疳积、泄泻、瘫痪等。

## 小鱼际擦脊分步练习

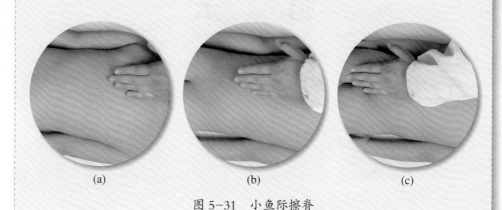

(a)　　　　　　　　(b)　　　　　　　　(c)

图 5-31　小鱼际擦脊

（1）擦法刺激量较大，为避免擦破皮肤，可选用麻油、温水等介质。

（2）腕、肘关节固定，肩关节轻度后伸，将搓热的手部小鱼际处置于宝宝尾骶部脊柱旁，紧贴宝宝皮肤。

（3）肩关节前屈打开，上臂向前运动，带动前臂及手部小鱼际处紧贴宝宝皮肤向上运动。

（4）擦至大椎后，肩关节后伸，上臂向后运动，带动前臂及手部小鱼际处紧贴皮肤向后运动至尾骶部。

# 掐　　法

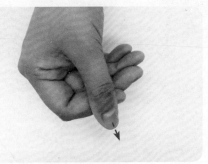

用指甲按刺穴位，称掐法（图 5-32）。

图 5-32　掐法

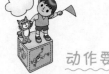

## 动作要领

（1）手握空拳，拇指伸直，紧贴于食（示）指桡侧。

（2）要垂直用力按压掐刺，并逐渐用力，达深透为止；注意不要抠动而掐破皮肤。

（3）本法操作时常在掐后轻揉局部以缓解不适之感，故常与揉法配合应用，称掐揉法。

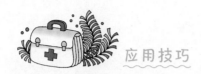

**应用技巧**

掐法是强刺激手法之一。本法适用于点状穴位（部），为"以指代针"之法，以救治小儿的急性病症，如掐人中、掐十王、掐老龙等。具有醒脑开窍、镇惊息风的作用。

**典型穴部练习**

### 掐四横纹

穴部：四横纹。

位置：掌面食（示）、中、无名（环）指及小指第一指间关节横纹处。

操作：用拇指指甲掐揉，称掐四横纹（图5-33）。〔四指并拢从食（示）指横纹处推向小指横纹处，称推四横纹〕

次数：各掐 3 ~ 5 次（配合推 100 次）。

主治：疳积、胸闷、腹胀等。

扫我看视频

## 掐四横纹分步练习

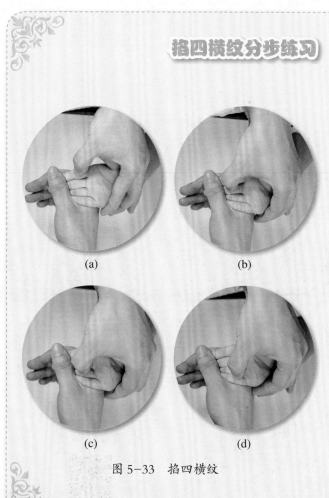

(a)　　　　　　　　(b)

(c)　　　　　　　　(d)

图 5-33　掐四横纹

（1）选取宝宝一个手指的关节横纹，手握空拳，拇指关节微屈，指尖垂直置于该处，食（示）指及其余三指置于该节横纹后面。

（2）拇指尖向下垂直用力，逐渐加力，注意不要抠动而掐破皮肤。

（3）连续掐数次后，轻揉局部，以缓解不适之感。

（4）掐法刺激量较大，因此应修剪指甲后操作，还可以拿小手帕覆盖穴位（部），以减少掐破皮肤的概率。

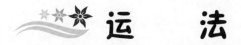 运 法

以拇指或中指螺纹面在穴位（部）上做弧形或环形推动，称运法（图5-34）。

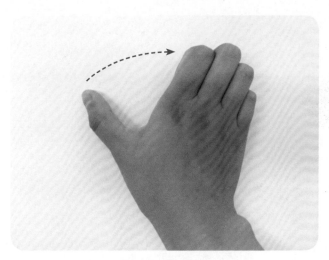

图 5-34 运法

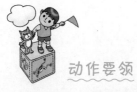

## 动作要领

（1）运法宜轻不宜重，是在体表推动，不带动皮下组织。

（2）运法宜缓不宜急，每分钟 80 ~ 120 次为宜。

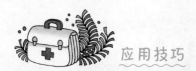

## 应用技巧

运法是小儿推拿手法中最轻的一种，常用于点状穴、面状穴、线状穴等小儿头面及手部特定穴的操作。具有理气和血、舒筋活络的作用。运法有"向耳转为泻，向眼转为补"之说，如运太阳；又有"左运止吐，右运止泻"之说，如运内劳宫；还有"左运汗，右运凉"之说。

典型穴部练习

## 运内八卦

穴部：内八卦。

位置：掌心四周，通常以内劳宫为圆心，以内劳宫至中指根的 2/3 为半径画圆。

操作：用拇指或中指指面做运法，称运内八卦（图 5-35）。（用指尖掐，称掐八卦）

次数：运 50 次（配合掐 5 次）。

主治：胸闷、纳呆、泄泻、呕吐等。

扫我看视频

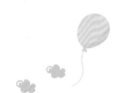

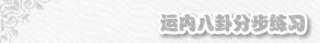

运内八卦分步练习

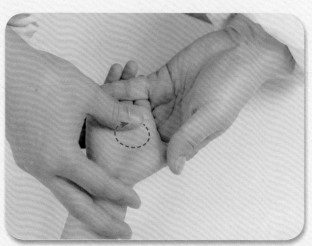

图 5-35　运内八卦

（1）以左手拇指及食（示）、中二指夹住宝宝拇指，小指及无名（环）指夹住宝宝其余四指。

（2）腕关节轻度内收，右手拇指或中指置于宝宝内劳宫稍下方。

（3）前臂用力带动拇指或中指，以宝宝内劳宫至其中指指根的 2/3 为半径进行圆圈运动。

# 陆

## 手法补泻

关于小儿推拿手法补泻的方法，主要有方向、速度、力度、性别四个方面的要求和特点，家长朋友需要认真掌握。

## 方向

（1）向上为补、向下为泻：在用直推法时，有向上（向心）为补、向下（离心）为泻的做法，来回推则为清；也有以向上为补、向下为清，如推大肠、推小肠。

（2）向里为补、向外为泻：在用推法或摇法时，有向里为补、向外为泻的做法，如《小儿推拿广意》中说："运太阳，往耳转为泻，往眼转为补。"

（3）旋推为补、直推为泻：在五指螺纹面之脾土、肝木、心火、肺金、肾水等穴，用旋推法为补，用直推法为泻。如《按摩经》中指出："曲指左转为补，直推之为泻。"

（4）以顺为补、以逆为泻：手法以顺向为补、逆向为泻，是指顺经或顺时针方向为补、逆经或逆时针方向为泻。此说仅供参考，实际应用中不限。如摩腹手法，腹泻用逆摩、便秘用顺摩。

## 速度

在使用手法时，常以手法快疾者为泻、缓慢者为补。如直推较快，每分钟250～300次；旋推较慢，每分钟150～200次；指摩较轻快，掌摩较缓慢。《厘正按摩要术》说："急摩为泻，缓摩为补。"

## 力度

（1）以重为泻、以轻为补：重按刺激量大，可起到活血化瘀的作用，因消耗气血量大，所以是泻；而轻揉刺激量小，作用和缓，利于气血的生发，所以是补。

（2）以刚为泻、以柔为补：刚性的力量多较急迫，容易扰乱气血的运行，所以是泻；而柔性的力量多作用温和，利于梳理气血的运行，所以是补。

## 性别

传统观念认为，应男孩推左手、女孩推右手。若女孩推左手、男孩推右手，其补泻方向则反之。海派儿科推拿已摒弃此理论，通常以推小儿右手为主，一是操作顺畅；二是右手寸口脉所属脏腑为肺、脾、肾三脏，而小儿又有肺、脾、肾不足之因。

# 五经方向补泻问题

海派儿科推拿认为，推拿手法的确具有补泻作用，它具有扶正祛邪、平衡阴阳、调和脏腑、疏通经络等作用。离开推拿手法，也就难以说明这些作用的存在。然而究竟手法的方向、轻重、快慢、刺激的实质是什么，怎样才为补、怎样才为泻，尚有待科学地分析和研究，并应考虑手法所作用的部位。事实上，历代医家对手法的补泻看法并不一致，特别是在手部有关脏腑的穴部上，有的观点则完全相反。即使在目前，这些意见也未取得一致，甚至相互矛盾。但并不能因此就不讲究手法的方向、轻重、快慢和刺激的性质。《灵枢·经水》中指出："审、切、循、扪、按，视其寒温盛衰而调之，是谓因适而为之真也。"《串雅内编·诸论》中说："用针要知补泻，推拿要识虚实。"而手法的轻重、快慢并非一成不变，而是要根据临床需要变化，诚如《医学金鉴·正骨心法要旨》中指出的："一旦临证，机触于外，巧生于内。手随心转，法从手出。"

现在各家在临床中，很少有用"独穴"者，往往是用几个甚至十几个穴部进行操作，因而很难断言手上五个经穴补泻方向的正确与否。目前大家仍沿袭各自传承的补泻方法，手上五个经穴的补泻方向虽有矛盾，但并未见不良反应的报道。海派儿科推拿认为，这些事实说明，推拿这些穴部有调节机体功能平衡的功效，而且具有双向调节作用。

# ✻✻✻✿ 常用补泻穴部

## 1. 脾经（脾土、脾）

**位置**：拇指末节螺纹面。

**操作**：旋推或将患儿拇指屈曲，循拇指桡侧边缘向掌根方向直推为补，称补脾经；由指根向指端方向直推为清，称清脾经。两者统称推脾经（图6-1）。

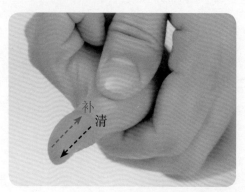
补 清

图6-1 推脾经

**次数**：300 ~ 500次。

**主治**：消化不良、泄泻、呕吐、疳积等。

## 2. 肝经（肝木、肝）

**位置**：食（示）指末节螺纹面。

**操作**：旋推或直推，称推肝经。通常以旋推为补，直推为清（图6-2）。

**次数**：300 ~ 500 次。

**主治**：烦躁不安、惊风等。

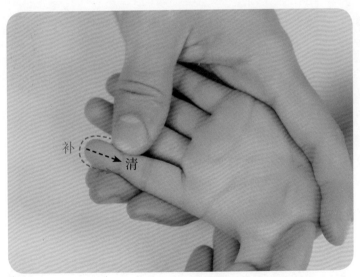

补　　　　清

图 6-2　推肝经

## 3. 心经（心火、心）

**位置：**中指末节螺纹面。

**操作：**旋推或直推，称推心经。通常以旋推为补，直推为清。用掐法，称掐心经（图6-3）。

**次数：**推300～500次，掐3～5次。

**主治：**五心烦热、口舌生疮、小便赤涩、夜啼、惊厥等。

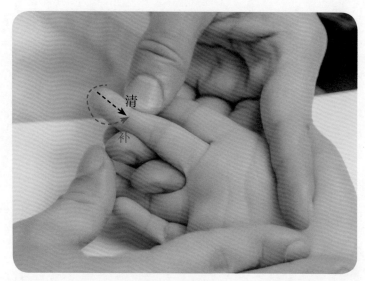

图 6-3　推心经

## 4. 肺经（肺金、肺）

**位置**：无名（环）指末节螺纹面。

**操作**：旋推或直推，称推肺经。通常以旋推为补，直推为清（图6-4）。

**次数**：300 ~ 500次。

**主治**：感冒、咳嗽、胸闷等。

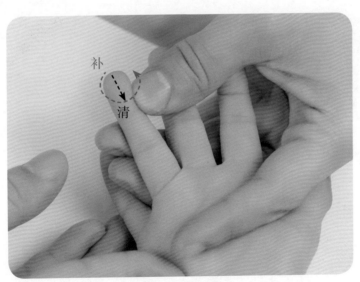

图 6-4　推肺经

## 5. 肾经（肾水、肾）

**位置**：小指末节螺纹面。

**操作**：旋推或直推，称推肾经。通常以旋推为补，直推为清（图6-5）。

**次数**：300 ~ 500 次。

**主治**：遗尿、尿短、尿频、生长发育迟缓等。

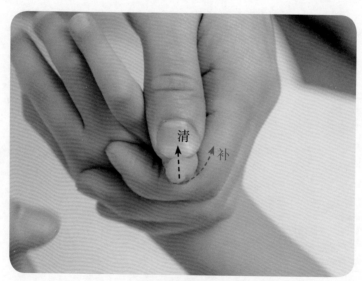

图 6-5　推肾经

## 6. 胃经

**位置**：拇指掌面近掌端一节。

**操作**：旋推或直推，称推胃经。通常以旋推为补，直推为清（图6-6）。

**次数**：100 ~ 300次。

**主治**：呕恶嗳气、烦渴善饥、食欲不振、吐血衄血等。

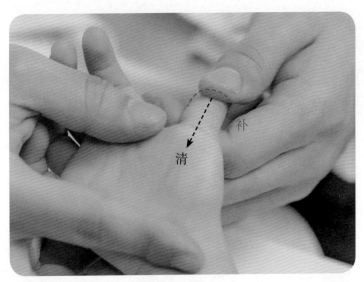

图 6-6　推胃经

## 7. 大肠（指三关、小三关、大肠侧、大肠经）

**位置**：食（示）指桡侧缘，自食（示）指尖至虎口成一直线。

**操作**：从食（示）指尖直推向虎口为补，称补大肠；反之为清，称清大肠。补大肠和清大肠统称为推大肠（图6-7）。

**次数**：100 ~ 300 次。

**主治**：腹泻、脱肛、痢疾、便秘等。

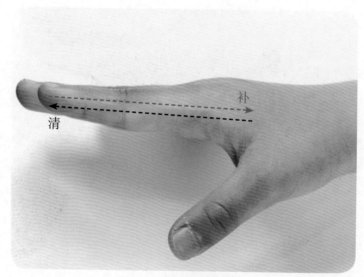

图 6-7　推大肠

## 8. 小肠（小肠经、小肠侧）

**位置**：小指尺侧边缘，自指尖到指根成一直线。

**操作**：从指尖直推向指根为补，称补小肠；反之则为清，称清小肠。补小肠和清小肠统称为推小肠（图6-8）。

**次数**：100 ~ 300次。

**主治**：小便赤涩、水泻、遗尿等。

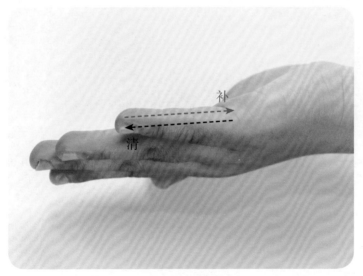

补

清

图6-8　推小肠